人工智能

赋能眼科临床试验研究报告

中山大学中山眼科中心
华为技术有限公司
组织编写

林浩添 主编

人民卫生出版社
·北京·

图书在版编目（CIP）数据

人工智能赋能眼科临床试验研究报告 / 中山大学中山眼科中心，华为技术有限公司组织编写. -- 北京 : 人民卫生出版社，2025. 8. -- ISBN 978-7-117-38325-7

Ⅰ. R771-39

中国国家版本馆CIP数据核字第2025K7K185号

人卫智网	www.ipmph.com	医学教育、学术、考试、健康，购书智慧智能综合服务平台
人卫官网	www.pmph.com	人卫官方资讯发布平台

人工智能赋能眼科临床试验研究报告

Rengong Zhineng Funeng Yanke Linchuang Shiyan Yanjiu Baogao

组织编写： 中山大学中山眼科中心　华为技术有限公司
出版发行： 人民卫生出版社（中继线 010-59780011）
地　　址： 北京市朝阳区潘家园南里 19 号
邮　　编： 100021
E - mail： pmph @ pmph.com
购书热线： 010-59787592　010-59787584　010-65264830
印　　刷： 北京顶佳世纪印刷有限公司
经　　销： 新华书店
开　　本： 889 × 1194　1/32　**印张：** 2
字　　数： 43 千字
版　　次： 2025 年 8 月第 1 版
印　　次： 2025 年 8 月第 1 次印刷
标准书号： ISBN 978-7-117-38325-7
定　　价： 39.00 元
打击盗版举报电话：010-59787491　E-mail：WQ @ pmph.com
质量问题联系电话：010-59787234　E-mail：zhiliang @ pmph.com
数字融合服务电话：4001118166　E-mail：zengzhi @ pmph.com

编　委

前　言

近年来，随着人工智能与医疗大数据技术的飞速发展，眼科临床试验正在迎来前所未有的创新与变革。临床试验是推进医学科学进步和保障患者安全有效诊疗的关键环节，但传统试验在患者招募、数据收集管理、资源分配与结果转化等方面长期面临着效率低、成本高与数据碎片化等诸多挑战。如何借助智能化手段赋能临床研究，构建更加高效、精准和系统的眼科学科研体系，成为业界、学界与决策层共同关注的重大课题。

本书以“人工智能赋能眼科临床试验”为主题，系统梳理和总结了人工智能、大数据、机器学习等前沿技术在眼科临床试验全流程中的最新应用、关键突破和代表性案例。编写团队依托“医工融合”“多学科协作”“成果转化”理念，立足中国创新实践，兼顾国际发展视角，力图为眼科智能化试验的未来模式、技术路标和政策建议提供有效参考。

本书主要内容包括：①眼科临床试验的现状、痛点及发展需求；②人工智能与大模型、大数据等关键技术的原理、方法及应用实践；③人工智能技术在患者筛查、数据管理、影像分析、生物标志物识别等典型场景中的创新突破与流程优化；④典型案例剖析与经验总结，兼顾挑战与解决方案；⑤伦理、合规、数据安全等行业高度关注问题的分析；

⑥智能化试验的前景展望与行业影响。本书突出了“理论—案例—实践转化”的全流程闭环，强调循证、科学与创新导向，内容既有广度，又具深度，兼顾前瞻性与实用性。

在本书编写过程中，编写团队秉持科学严谨、实事求是、注重应用的原则，充分调研了国内外权威文献与政策，广泛汇集了来自眼科临床、人工智能工程、数据科学等多领域专家的实践经验，充分吸收了丰富的临床研究经验、一手数据资料及大量创新案例，经过多轮论证、审阅和修订，力求内容系统完整、逻辑清晰、论据充分。在团队分工方面，主编团队负责内容统筹与章节架构设计，学术专家负责技术落地与案例研究，行业分析师参与趋势研判与政策建议，形成了跨界协作、集体研讨、反复优化的编写流程。

本书主要供临床医生、医学研究者、医疗与健康科技企业从业者、卫生政策决策者及人工智能技术研发者使用，旨在为相关领域科学研究、技术应用、业务创新与政策制定者提供参考与启发。本书也可供关注眼科临床与智能医疗发展的同仁研讨和交流。

本书在编写过程中，得到了众多专家学者、医疗机构和华为技术有限公司研究团队等的大力支持。在此，谨向所有参与本书编写、审校和提供宝贵意见的同仁表示诚挚的感谢。受限于研究视野与编写时间，书中难免存在疏漏和不足，诚请各位专家、同仁不吝指正。

林浩添

中山大学中山眼科中心

2025 年 7 月

目 录

1 引言

1.1 临床试验的重要性

临床试验是医疗研究领域中不可或缺的一环，它对于验证新药物、治疗方法和医疗设备的安全性与有效性至关重要。通过临床试验，研究人员能够收集到关键数据，这些数据不仅支持医疗创新的发展，也是监管机构批准新疗法上市的依据。此外，临床试验还有助于提高医疗服务质量，为患者提供更有效的治疗方案。随着医学科学的不断进步，临床试验在推动医疗领域发展中的作用愈发显著，它不仅关系到患者的健康和生命安全，也关系到整个医疗行业的创新与进步。

1.2 智能化临床试验的定义与目标

智能化临床试验旨在通过智能化手段，提高临床试验的透明度和合规性，确保患者安全和数据隐私。智能化临床试验是通过在临床试验的各个阶段整合和应用人工智能（artificial intelligence，AI）技术，以提高试验的效率、准确性和个性化水平的研究方法。这包括应用机器学习（machine learning，ML）算法分析患者数据，以便更快地识别合适的参与者；应用自然语言处理（natural language processing，NLP）技术使数据收集和报告编写自动化；以及应用预测模型优化试验设计和结果预测。

智能化临床试验的目标是多方面的。首先，它旨在通过减少人力需求和自动化重复性任务来降低临床试验的成本。其次，它通过加快患者招募和数据管理过程来提高试验的效率。再次，它还旨在提高数据的质量，从而增加试验结果的可靠性。最后，这些目标共同推动了个性化医疗的发展，使治疗更加符合患者的个性化需求。

1.3 人工智能在临床试验中的潜力

AI 技术在临床试验中的应用具有巨大潜力。深度学习（deep learning，DL）和 NLP 等 AI 技术可以显著提高临床试验的效率和成功率。AI 可以分析大量的医疗数据，帮助研究人员更准确地识别和招募合适的患者，优化试验设计，预测试验结果，并加快新疗法的发现和开发。此外，AI 还能够提高数据管理的质量和效率，通过自动化分析和模式识别，减少人为错误，提高数据的准确性和可靠性。随着 AI 技术的不断进步，其在临床试验中的应用将越来越广泛，这将为医疗研究带来更多创新和突破。

2 临床试验的现状与挑战

2.1 传统临床试验的流程

临床试验是一个系统性、规范化的医学研究过程，其标准流程通常包括五个关键阶段：前期准备、患者招募、试验实施、数据管理与分析，以及结果发布与后续跟踪。在前期准备阶段，研究团队需要详细制定研究方案，明确研究假设，并获得伦理委员会的批准。在患者招募阶段，研究团队需要通过设立严格的纳入和排除标准，在医疗机构中筛选合适的研究对象。试验实施阶段要求按照预设方案进行干预和治疗，并持续收集患者数据。数据管理与分析阶段涉及数据的核查、清洗和统计分析，最终撰写研究报告。在最后的结果发布与后续跟踪阶段，研究团队则需要向学术界和监管机构提交详细的研究成果。

2.2 患者招募的难点

患者招募是临床试验中最具挑战性的环节，主要面临以下问题。

首先，纳入标准极其严格，尤其是在眼科等精密领域，对患者的年龄、病程、既往治疗等都有极其细致的要求。以视网膜疾病研究为例，纳入标准可能包括特定年龄段、特定病理类型，甚至基因突变类型等。

其次，招募效率低下是普遍性问题。一项临床试验一般需要 2 ~ 3 年才能完成患者招募。对于罕见病种，如某些遗传性黄斑变性（如先天性黄斑发育不良），由于患者本身数量稀少，招募难度更是成倍增加。

最后，患者参与意愿普遍不强，主要源于对试验风险的担忧、对试验目的认知不足，以及参与试验的机会成本考量。

2.3　数据管理的挑战

临床试验的数据管理面临多重复杂挑战。数据质量是首要问题，传统的人工录入方式容易导致各种误差，如数据遗漏、输入错误和重复录入等，这些都可能严重影响数据的准确性和完整性。此外，不同研究中心间缺乏统一的数据标准，可能导致数据格式、定义和测量方法不一致，进而影响数据的可比性和分析结果的可靠性。数据安全与隐私保护则是另一个重大挑战，涉及敏感的个人健康信息，需要严格的加密和访问控制机制，确保数据不被未授权访问或篡改。

除此之外，临床试验还面临数据整合困难。在多中心临床试验中，除了缺乏统一的数据交换标准，数据隐私保护和不同系统间的数据兼容性也是主要障碍。各研究中心可能使用不同的电子病历系统或数据平台，这导致数据格式、结构和访问权限的差异，使得跨系统的数据整合变得异常复杂。此外，涉及患者的敏感信息时，必须严格遵守隐私保护法规和安全协议，这进一步增加了数据整合的难度。这些问题不仅增加了数据处理的复杂性，还可能影响最终研究结果的准确性和可靠性。

2.4 临床试验的高成本与低效率问题

临床试验的成本构成极其庞杂。根据相关研究数据，患者招募成本占总预算的 30% ~ 40%，每位患者的招募成本可为 10 万~ 15 万元[1]。数据管理成本占总预算的 15% ~ 20%，行政管理成本则占 25% ~ 30%。

以眼科临床试验为例，一项针对湿性年龄相关性黄斑变性（age-related macular degeneration，AMD）的新药临床试验，从启动到完成通常需要 4 ~ 5 年，总成本可能超过 5 000 万美元[2]。在这一过程中，患者招募缓慢、脱落率高、数据处理效率低，以及监管流程复杂，都是导致高成本和低效率的关键因素。

通过对传统临床试验流程的深入分析，编者清晰地认识到了引入 AI 技术的迫切必要性。AI 技术有望在患者招募、数据管理等关键环节带来革命性的改变，显著提高临床试验的效率和质量。

3 人工智能在临床试验中的应用

3.1 人工智能与大语言模型的基础概念

AI 是当代最重要的技术革新之一，它试图通过计算机系统模拟和扩展人类智能的核心特征。这一概念最早可追溯到 20 世纪 50 年代，经过数十年的发展，AI 已从最初的简单逻辑推理演变为能够学习、推理、自适应的复杂智能系统。

大语言模型（large language model，LLM）作为 AI 最前沿的方向之一，是由 NLP 技术延伸而来的。其核心架构基于 Transformer 模型，通过对海量文本数据的深度学习，捕捉语言的复杂语义结构和上下文关联。与传统的 NLP 模型相比，LLM 的显著特征是规模庞大的参数（通常在数十亿到数万亿之间）、跨领域的通用理解能力，以及接近人类水平的语言生成能力。

在医疗领域，LLM 展现出令人瞩目的应用价值。传统医疗信息处理常常受限于数据结构单一、人工成本高昂等问题。而 LLM 能够快速整合和分析非结构化的医学文献、临床记录、研究报告等多源异构数据。以眼科临床研究为例，LLM 可以在极短时间内整合患者的影像报告、基因检测结果、手术记录等，为研究者提供全面、深入的洞察。

注意力机制是 Transformer 最关键的技术创新之一，很好地应用于 LLM 中。这一机制本质上模拟了人脑处理信息的复杂过程，能够动态学习输入数据中不同部分的相对重要性。就像人类阅读文章时会自然而然地关注核心信息一样，注意力机制使模型能够智能地为不同的词语和片段分配不同的权重。在医学文献分析中，这意味着模型可以自动识别最关键的研究结论、重要的医学术语和核心的科学论点，极大地提升了其对上下文的理解能力。

自监督学习是 LLM 另一个革命性的学习范式。传统的机器学习往往依赖大量人工标注的数据，而自监督学习则通过海量无标注文本进行预训练。LLM 在这个过程中学习语言的内在规律和知识表征，理解词语之间的语义关联和语法结构。这种学习方法尤其适用于医学领域，因为它能够从浩如烟海的医学文献中提取潜在知识。更重要的是，预训练后的模型能够在特定任务中快速适应和微调，如临床试验方案设计、医学文献综述阅读等，显著提高研究效率。

多模态学习能力进一步拓展了 LLM 的应用边界。传统的语言模型仅限于文本处理，而多模态学习则能整合文本、图像、语音等多种数据形式。在医疗领域，这意味着模型可以同时分析患者的影像资料、病历记录、基因检测报告，实现跨模态信息的智能理解。以眼科研究为例，模型可以将视网膜影像、基因序列数据和临床症状描述有机地关联起来，为精准医疗提供前所未有的技术支持。这种多模态学习能力，正在重塑人们对医学研究和诊断的认知方式。

在医学研究中，LLM 的应用已经初步显示出巨大潜力。例如，在眼科罕见病研究中，LLM 可以快速检索和关联全球范围内的相关文献，识别潜在的研究线索；在临床诊断辅助方面，LLM 能够根据症状、影像等信息提供初步的诊断建议。

3.2 大语言模型在患者招募中的应用

眼科临床试验的成功与否很大程度上取决于能否招募到足够数量且符合试验条件的患者。有效的患者招募不仅可以加快试验进度，还能确保试验结果的可靠性和有效性。然而传统的患者招募主要依赖医疗机构的内部资源、广告宣传和手动筛选，面临诸多挑战，主要包括以下内容。

- **目标群体定位困难**：眼科疾病种类繁多，每种疾病的患病率和分布情况不同，导致找到符合条件的患者难度较大。
- **信息传播渠道有限**：传统方式依赖医院内部推荐或专业网站发布，覆盖范围有限，难以触及潜在参与者。
- **患者参与意愿不高**：由于对临床试验缺乏了解或存在误解，许多潜在参与者不愿意参加。
- **筛选过程耗时耗力**：手动筛选患者的电子健康档案（electronic health records，EHRs）和问卷调查表，耗时长且容易出错。

针对上述挑战，LLM 可以通过以下几种方式改善眼科临床试验患者招募流程。

3.2.1 智能筛选与匹配

（1）电子健康档案分析

- **数据来源**：医院和诊所保存的电子病历系统、医院研究中心的受试者数据库提供了丰富的患者历史信息，包括诊断结果、检查报告、手术记录等。
- **自动化文本分析**：LLM 能够从自由文本中识别出与眼科疾病相关的关键词，如“青光眼”“黄斑变性”等，帮助快速定位潜在患者。同时，LLM 还可以理解上下文，区分“视物模糊”的原因是近视还是其他眼科疾病。

- **患者匹配算法**：根据临床试验的具体纳入和排除标准，设置相应的规则，由 LLM 对每位患者进行评估，确定其是否满足所有条件。对于符合条件的患者，可以根据某些因素（如病情严重程度、地理位置等）进行排序，优先考虑最合适的候选人。

（2）患者自我报告分析

- **大模型问诊**：通过大模型扮演医生角色对患者进行问诊，收集患者信息。
- **自然语言处理**：利用 LLM 分析患者的回答，提取关键信息，评估其是否符合临床试验的条件。

3.2.2 个性化推送

（1）数据收集与分析

- **用户行为追踪**：应用程序接口（application programming interface，API）即预先定义的规则和协议，允许不同的应用程序之间相互通信和交换数据。通过社交媒体平台的 API 系统，可以收集用户在平台上与眼科相关的互动数据，包括用户的浏览记录、点赞行为、分享操作、评论内容，以及其他形式的互动记录，以便更全面地了解用户对眼科信息的兴趣和偏好。
- **兴趣偏好分析**：利用大模型技术，对用户在社交媒体上发布的内容和互动记录进行深度分析，提取其中与眼科疾病相关的信息，包括但不限于症状描述、治疗经历、用药反馈、就医体验等，以全面了解用户对眼科疾病的认知水平、关注点和潜在需求，为个性化推送提供科学依据。

（2）内容生成与推送

- **个性化内容生成**：根据用户的眼科疾病相关信息，利用大模型技术和医学知识库，生成符合其需求的临床试验相关信息。这些信息包括试验的目的、参与条件、预期效果、潜在风险、试验流程、研究团队介绍等，确保用户能够全面了解并评估是否适合参与该临床试验。例如，如果用户有青光眼病史，系统可以给研究团队生成关于青光眼最新治疗方法的临床试验详情样例作为参考，包括试验的科学背景、纳入和排除标准、预期的治疗效果和可能的不良反应等。
- **精准推送**：通过社交媒体平台的广告系统，将个性化内容推送给目标用户。例如，针对对眼科疾病感兴趣的用户，推送有关青光眼临床试验的信息。

（3）效果评估与优化

- **用户反馈收集**：通过调查问卷、评论区等方式，收集用户对推送内容的反馈。
- **算法优化**：根据用户反馈，调整推荐算法，提高推送内容的精准度和用户满意度。

3.2.3 在线咨询服务

（1）虚拟助手开发：基于 LLM 开发虚拟助手，为有意参加眼科临床试验的用户提供即时咨询服务。虚拟助手能够模拟专业医疗人员的交流方式，提供友好、准确的互动体验。通过 DL 和 NLP 技术，虚拟助手能够理解用户的复杂需求和疑问，提供专业的医学建议和信息支持。

（2）常见问题解答：虚拟助手可以给用户提供关于临床试验流程、可能风险、患者权益等方面问题的详细解答，增强信息透明度和患者信任感，具体如下。

- **临床试验流程**：解释临床试验的整体流程，包括初步筛选、正式入组、随访观察等各个阶段的具体步骤和时间安排。
- **可能风险**：详细说明参与临床试验可能面临的风险，如药物不良反应、手术并发症等，并提供相应的预防和应对措施。
- **患者权益**：告知用户在临床试验中的权利和义务，包括知情同意、隐私保护、退出机制等，确保用户充分了解并自愿参与。

（3）个性化建议：虚拟助手可以根据用户的具体情况，提供个性化的建议和指导，帮助其做出明智的决定，具体如下。

- **病情评估**：虚拟助手可以根据用户的病史、症状、治疗经历等信息，评估其是否符合特定临床试验的纳入标准。
- **治疗选择**：为用户提供多种治疗方案的比较分析，帮助其了解不同方案的优势和局限，选择最合适的治疗路径。
- **心理支持**：提供心理支持和情绪疏导，帮助用户缓解参与临床试验的压力和焦虑，增强其参与意愿和积极性。

（4）教育与宣传材料创作

- **科普文章生成**：利用 LLM 生成易于理解且吸引人的科普文章，增加公众对眼科疾病及其治疗方法的认识。
- **视频脚本创作**：编写生动有趣的视频脚本，通过多媒体形式传播临床试验的相关信息，吸引更多合适的志愿者加入临床研究。

当前已有多个眼科机构尝试运用 LLM 进行患者招募，并取得了初步成效。例如，某国际知名眼科研究中心利用 LLM 开发了一套自动化筛选系统，成功将招募周期缩短了近 40%，同时提高了入组患者的合格率[3]。此外，通过社交媒体平台实施的个性化推广活动也显著提升了目标群体的关注度和增强其参与意愿。

尽管 LLM 在眼科临床试验患者招募中展现出了巨大潜力，但仍存在一些需要解决的问题，如数据隐私保护、模型偏见控制等。未来的研究方向应着重于优化算法设计，确保公平性与安全性；同时探索更多创新应用场景，进一步提升临床试验的效率和质量。

3.3 图像模型在数据管理和生物标志物分析中的应用

医学影像分析是 AI 技术最具前景的应用领域之一，在眼科临床研究中发挥着革命性的作用。传统的医学影像诊断依赖医生的主观判断，存在显著的人为误差和局限性。而 DL 图像模型能够突破这一瓶颈，提供更加精准、客观的影像分析。

在眼科疾病的临床试验中，图像 AI 技术主要体现在以下三个关键方面：医学影像智能分析、生物标志物智能识别和数据质量控制。

医学影像智能分析：AI 图像模型可以实现令人惊叹的

分析精度。以年龄相关性黄斑变性临床试验为例，该模型能够精确测量脉络膜新生血管的面积，量化视网膜色素上皮细胞的微小变化，并追踪疾病进展的动态过程。这种精确到微观尺度的分析，是传统人工方法难以企及的。

生物标志物智能识别：是AI图像模型的另一个重大突破。在遗传性视网膜疾病研究中，该模型可以从医学影像中提取极其复杂的特征模式。例如，对于遗传性黄斑变性，该模型能够识别基因突变对视网膜微观结构的细微影响。这种能力不仅大大提高了研究的精确度，还为个性化医疗提供了可能。

数据质量控制：是临床试验中至关重要的环节。传统多中心临床试验常因数据规范、标准不一致而面临挑战。AI图像模型可以自动检测和标记不符合标准的影像数据。通过智能算法，该模型能快速识别图像中的伪影、噪声和其他异常，确保数据的高质量和一致性。这一过程不仅显著减少了人工审核的工作量，还提高了研究数据的整体可靠性。

更为重要的是，这些技术正在深刻重塑临床试验的方法论。传统的临床试验依赖人工分析影像和数据，往往耗时较长且因观察者的主观判断而存在差异，在尤其需要精密观察的眼科领域中，出现误差的可能性较大。而通过精准的影像分析和智能的数据处理，AI图像模型能够自动识别和分析复杂的医学影像，提供更高精度和更高效的病情评估。这不仅加速了罕见病研究的进程，还能够深入挖掘疾病的潜在机制，甚至在早期阶段就发现临床试验中未能预见的异常表现。此外，AI技术为个性化医疗提供了强大的技术支持，能够根据患者的具体情况定制治疗方案，从而提升治疗效果。与传统方法相比，AI 重塑后的临床试验方法论更注重数据驱动和智能化决策，极大地提升了诊断的准确性、试验的效率及患者的治疗体验。

展望未来，随着 DL 算法的不断进步和医学数据的持续积累，AI 图像模型将在临床试验中扮演越来越重要的角色。它将成为连接基础医学研究和临床实践的关键纽带，推动医学研究进入一个全新的智能时代。

4 智能化临床试验的关键技术

4.1 自然语言处理技术在患者筛选中的应用

在眼科临床试验中，患者筛选是确保试验质量和效率的关键环节。传统的患者筛选方法依赖于人工审查患者的EHRs、问卷调查和面谈，耗时耗力且容易出错。NLP 技术能够自动解析和理解这些非结构化文本信息，通过实体识别、关系抽取等方法快速、准确地获取关键信息。LLM 则凭借其强大的语言理解和生成能力，能够在复杂的情境下提供精准的患者匹配和辅助决策支持。这些技术的应用不仅提高了患者筛选的效率和准确性，还为个性化医疗服务提供了新的可能性。

4.1.1 传统自然语言处理技术在眼科患者筛选中的应用

（1）文本数据的自动处理：在眼科临床试验中，病历记录、患者自我报告和文献资料中包含了大量的非结构化文本信息。NLP 技术可以通过以下几种方式处理这些数据，提高数据的利用率和临床试验的效率。

1）实体识别：识别并提取文本中的关键实体，如患者姓名、年龄、性别、疾病名称、药物名称等。例如，NLP 技术可以从病历中自动提取患者的视力数据、眼压测量值等，用于后续的分析和筛选。这些信息对于确定患者是否符合临床试验的纳入标准至关重要。例如，系统可以识别出患者是否有高眼压、视网膜脱落或其他相关表现，从而帮助研究人员快速筛选出符合条件的患者。

2）关系抽取：识别实体之间的关系，如疾病与症状的关系、药物与不良反应的关系等。这有助于理解患者的具体情况，为临床试验的患者筛选提供依据。例如，NLP 技术可以识别青光眼与高眼压的关系，或者某种药物与特定不良反应的关联。这些关系的识别可以帮助研究人员更准确地评估患者的病情，确保入选的患者能够从试验中获益。

3）情感分析：评估文本中的情感倾向，如患者的情绪状态、对治疗的满意度等。这有助于医生更好地理解患者的心理状态，提供更贴心的医疗服务。例如，通过分析患者的自我报告，NLP 技术可以识别患者对当前治疗方案的态度，如是否感到满意、是否有焦虑或抑郁情绪等。这些情感信息对于医生制订个性化的治疗计划和提供心理支持非常重要。

（2）患者沟通与信息收集

在眼科临床试验的患者筛选过程中，NLP 技术可以用于构建智能对话系统，帮助医生或研究人员与患者进行有效沟通。以下是具体的实现方式和应用场景。

1）聊天机器人：通过聊天机器人询问患者的基本情况、症状发展及药物不良反应等，可以收集到更详尽和及时的患者信息。此外，利用情感分析技术评估患者的情绪状态，有助于更好地理解患者的需求和担忧，提升医患交流的质量。

2）自动问卷：设计自动化的问卷系统，通过 NLP 技术解析患者的回答，提取关键信息并生成结构化数据，用于后续的分析和筛选。

4.1.2　大语言模型在眼科患者筛选中的应用

（1）精准匹配患者：LLM 拥有强大的语言理解和生成能力，在眼科临床试验的患者筛选过程中，可以深入分析患者的具体情况，包括复杂的疾病背景、遗传因素等，实现对患者条件的精准匹配。具体应用如下。

1）患者条件匹配：通过分析患者的病史、生活习惯、家族史等信息，LLM 可以生成详细的患者画像（图 4-1），帮助研究人员筛选出符合条件的患者。具体步骤如下。

- 病史分析：LLM 可以详细分析患者的病史记录，提取关键信息，如既往眼科疾病、手术历史、用药记录等。

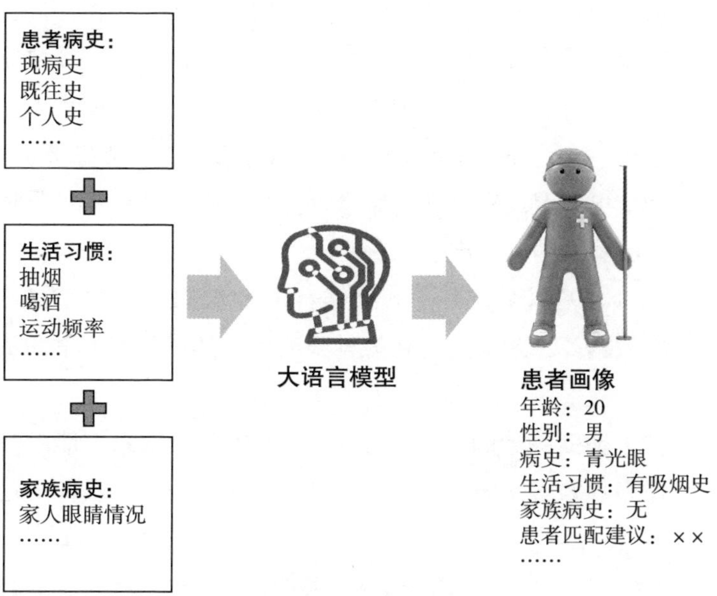

图 4-1　生成患者画像

例如，LLM 可以识别患者是否有青光眼、白内障、黄斑变性等病史，还可以对具体的治疗过程和效果进行分析。

- **生活习惯评估**：LLM 可以分析患者的生活习惯，如吸烟、饮酒、运动频率等，这些因素可能会影响患者的病情发展和治疗效果。例如，LLM 可以识别患者是否有吸烟史，而吸烟是青光眼和黄斑变性的重要风险因素。
- **家族史调查**：LLM 可以提取患者的家族史信息，评估遗传因素对患者疾病的影响。例如，LLM 可以识别患者是否有青光眼或黄斑变性的家族史，这对于筛选遗传性眼科疾病的患者尤为重要。
- **生成患者画像**：基于上述信息，LLM 可以生成详细的患者画像，包括患者的年龄、性别、病史、生活习惯、家族史等多维度信息。这些信息可以帮助研究人员快速筛选出符合临床试验纳入标准的患者。例如，模型可以生成一个详细的患者画像，显示患者有青光眼家族史、吸烟史，但没有其他严重慢性疾病，符合某项青光眼临床试验的纳入标准。

2）风险预测：LLM 可以结合多种数据源，如 EHRs、基因组数据等，预测患者患某种眼科疾病的风险，为早期筛查和干预提供依据。

（2）辅助决策制定：基于 LLM 的辅助决策系统能够综合考虑多种因素，为医生提供个性化的治疗建议。具体应用如下。

1）早期诊断：在青光眼或黄斑变性的早期诊断中，系统可以通过分析患者的病史、生活习惯等因素，预测疾病进展的风险，指导医生制订更合理的筛查计划和干预措施。具体步骤如下。

- **病史分析：** LLM 可以详细分析患者的病史记录，提取关键信息，如既往眼科疾病、手术历史、用药记录等。例如，模型可以识别出患者是否有青光眼或黄斑变性的病史，以及具体的治疗过程和效果。
- **生活习惯评估：** 模型可以分析患者的生活习惯，如吸烟、饮酒、运动频率等，这些因素可能会影响疾病的进展。例如，模型可以识别出患者是否有吸烟史，因为吸烟是青光眼和黄斑变性的重要风险因素。
- **家族病史调查：** LLM 可以提取患者的家族病史信息，评估遗传因素对患者疾病的影响。例如，模型可以识别出患者是否有青光眼或黄斑变性的家族史，这对于早期诊断和预防具有重要意义。
- **风险预测：** 基于上述信息，LLM 可以预测患者患某种眼科疾病的风险。例如，模型可以结合患者的眼压水平、家族病史和生活习惯，预测其患青光眼的风险，并生成风险评估报告（图 4-2）。
- **筛查计划制订：** 根据风险评估结果，系统可以指导医生制订更合理的筛查计划。例如，对于高风险患者，系统可以建议医生进行定期的眼压测量和视网膜检查，以便早期发现和干预。
- **干预措施建议：** 系统可以提供具体的干预措施建议，如生活方式调整、药物治疗、定期随访等。例如，对于有高眼压的患者，系统可以建议医生开具降眼压药物，并建议患者减少盐分摄入和避免过度劳累。

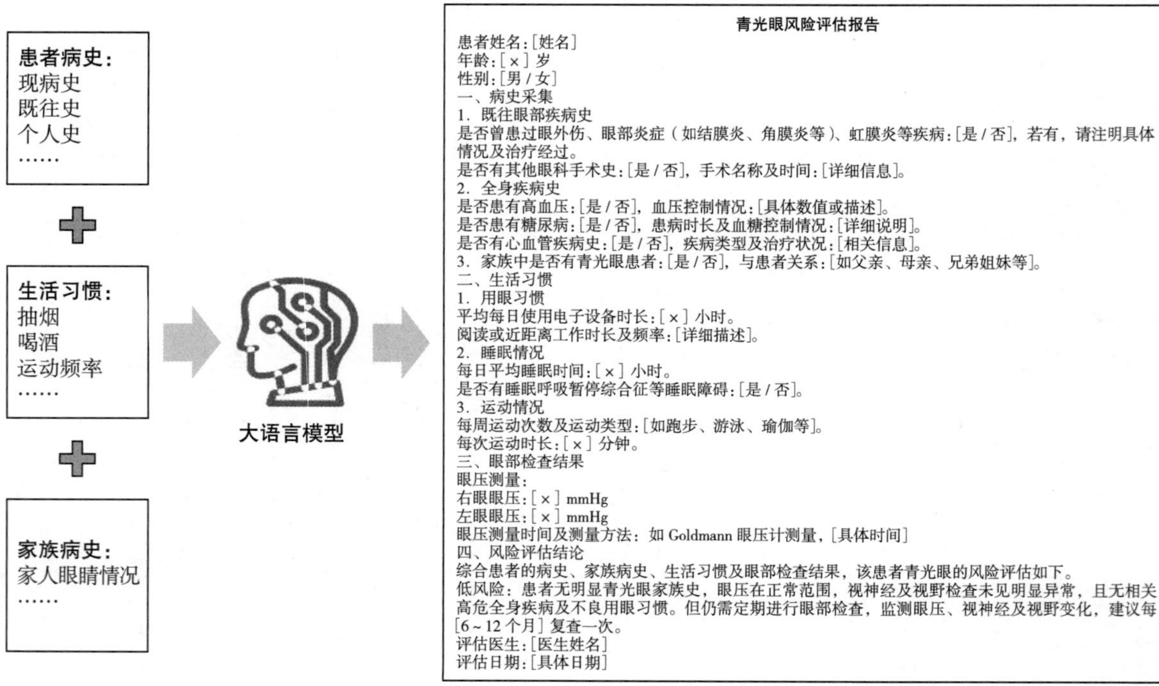

图 4-2　生成风险评估报告

2）个性化治疗：LLM 可以根据患者的个体差异，生成个性化的治疗方案，提高治疗效果。例如，系统可以推荐最适合患者的药物组合和剂量，减少不必要的不良反应。

4.2 深度学习与图像模型在医学影像分析中的应用

医学影像分析作为医学诊断和治疗的关键环节，通过分析 X 线片、计算机体层成像（computed tomography，CT）图像、磁共振成像（magnetic resonance imaging，MRI）图像等医学影像数据，辅助医生识别疾病、评估病情和制订治疗计划。然而，传统方法依赖医生经验和专业知识，存在主观性强、效率低等问题。随着 DL 技术的快速发展，其在医学影像分析中的应用逐渐受到关注，并展现出巨大潜力。

DL 在医学影像分析中的优势包括以下几点。

- **自动特征提取**：DL 模型能自动从原始医学影像数据中提取有用特征，无须人工设计和选择特征，提高分析准确性和效率。这一优势解决了传统方法中特征选择的主观性和局限性，使得分析结果更加客观和可靠。
- **高维数据处理**：医学影像数据通常具有高维度和复杂性，DL 模型能有效处理这些数据，提取有价值的信息。相比传统方法，DL 模型能够更好地捕捉数据中的复杂模式和关系，提高分析的准确性。
- **端到端学习**：DL 模型能实现从原始数据到最终结果的端到端学习，减少中间步骤和人为干预，提高分析一致性和可重复性。这一优势使得分析过程更加简洁和高效，减少了人为因素对结果的影响。

- **大规模数据处理：**DL 模型能处理大规模医学影像数据，从中学习到更全面、更准确的模式和规律。利用大规模数据进行训练，DL 模型能够提高其泛化能力和鲁棒性，从而在实际应用中取得更好的效果。

DL 在医学影像分析中的应用领域包括以下几点。

- **疾病检测与诊断：**通过分析大量医疗图像（如 X 线片、CT 图像、MRI 图像等），DL 可以帮助医生更准确地识别疾病迹象，如肿瘤或骨折。自动化的 DL 工具可以快速处理和分析数据，帮助医生更快做出诊断。这一应用领域对于提高疾病早期诊断的准确性和效率具有重要意义。
- **病变分割与定量分析：**DL 模型可用于分割医学影像中的病变区域，并进行定量分析。例如，在肿瘤分割中，DL 模型能自动识别肿瘤边界，计算肿瘤的大小、形状等参数。这一应用领域对于评估病情和制订治疗计划具有重要价值。
- **影像配准与融合：**DL 模型可用于医学影像的配准和融合，将不同时间点或不同模态的影像数据进行对齐和融合，提供更全面、更准确的诊断信息。这一应用领域对于多模态影像分析和动态监测具有重要意义。
- **影像生成与增强：**DL 模型可用于生成和增强医学影像数据。例如，在低剂量 CT 中，模型能通过生成高质量的影像数据来减少辐射剂量。这一应用领域对于提高影像质量和减少患者辐射暴露具有重要价值。

尽管 DL 在医学影像分析中展现出巨大潜力，但仍面临以下挑战。

- **数据质量与标注**：医学影像数据的质量和标注是 DL 模型训练的关键。然而，医学影像数据的获取和标注通常需要大量时间和专业知识，限制了模型的训练和应用。未来需要加强数据共享和标注工具的开发，以解决这一问题。
- **模型解释与可解释性**：DL 模型通常被认为是“黑箱”模型，其内部机制和决策过程难以解释。在医学影像分析中，模型解释和可解释性对于医生的信任和接受至关重要。未来需要加强模型解释性研究，开发可解释的 DL 模型。
- **临床验证与应用**：DL 模型在医学影像分析中的应用需要经过严格的临床验证和评估。DL 模型只有经过严格的临床验证，才更有可能在临床实践中得到广泛应用。未来需要加强临床试验和评估研究，推动 DL 模型在临床实践中的应用。

未来，随着 DL 技术的不断发展和医学影像数据的不断积累，相信 DL 在医学影像分析中的应用将取得更大突破和进展。同时，也需要加强跨学科合作，促进 DL 技术与医学影像分析的深度融合，为医学诊断和治疗提供更准确、更高效的支持。

4.3 大数据分析在临床试验中的整合作用

大数据指在收集、存储、管理和分析上超出传统数据库软件处理能力的大规模数据集，具备准确性、多样性、可变性、高价值、高速度、大数量等特征。医疗健康领域涉及广泛群体，在医疗服务、健康保健及卫生管理方面产生了海量数据，为大数据分析奠定了基础[4]。

4.3.1 大数据分析在临床试验中的跨模态及跨队列整合作用

大数据能够将临床数据、组学数据（如基因组、蛋白质组等）和影像数据等多模态数据进行整合，形成全面的患者数据画像[4, 5]。每种数据类型中嵌入的信息通常是互补和协同的，跨模态分析可以最大化从数据中获得的信息，也包括整合分子组学数据和物理相互作用网络[6, 7]。Jiang 等人从许多现有数据集中组装不同细胞类型的基因表达谱，并进行回归或信号富集分析，以在大体积肿瘤表达谱中分离细胞部分或谱系特异性表达[8]。通过跨模态整合分析，不同数据类型之间的信息协同效应得以最大化，从而为临床试验提供更丰富的背景和更准确的结果。

跨模态大数据整合分析有助于链接不同模态的数据，推动新结论的发现。例如，利用美国食品药品监督管理局（Food and Drug Administration，FDA）不良事件报告系统（FDA adverse event reporting system，FAERS）数据库，研究者发现，一旦阻断 β- 肾上腺素通路，卵巢癌患者的死亡率随之下降，这一发现为这一临床现象的分子机制提出了新思路。进一步的研究发现，Src 蛋白磷酸化通过调控 β- 肾上腺素 / 蛋白激酶 A（protein kinase A，PKA）来调控下游分子网络，促进肿瘤的转移、侵袭和生长[9]。

大数据支持跨多中心队列数据的整合，不仅促进完善受试者的纳入流程，提升多中心数据信息丰度，也有助于临床试验的外部验证和研究结果的推广[6]。来自不同中心的队列数据包含不同人群的健康信息，通过整合来自不同研究中心的数据，大数据分析能够有效增加临床试验样本的多样性与代表性，有助于延伸试验结论及增强试验结果的泛化能力[10]。

4.3.2 大数据分析支持动态调整试验设计

物联网（internet of things，IOT）、可穿戴设备和移动医疗应用为临床试验带来了革命性的实时数据采集手段，使研究能够更精确地获取患者在真实环境中的健康数据[11-13]。这些实时数据的汇集，结合智能分析，令试验设计能够根据患者的实际状态进行动态调整，从而显著提升试验的灵活性和适应性[14]。例如，可穿戴设备可以不间断地监测患者的血压、心率、血糖等关键生理指标，当数据出现异常时，系统会自动反馈给试验团队，研究人员可以根据实时情况优化治疗方案，避免潜在风险[13, 15]。

在临床试验中，运用大数据分析还可以依据收集到的患者队列信息，遵循预先设定的原则对试验设计进行进一步优化。例如，在肺癌靶向治疗的生物标志物整合方法（Biomarker-integrated Approaches of Targeted Therapy for Lung Cancer Elimination，BATTLE）试验中，运用适应性贝叶斯设计方法，实时留取患者生物样本，监测患者多种分子标志物水平的变化，选择适当的治疗方法，以求某种或数种分子标志物水平能够反映该治疗方法的效果[16]。体外肺灌注肺移植试验（DEVELOP-UK）调整研究纳入的参与者数量，允许由于安全、有效、无效等原因提前终止研究[17]。这种适应性的试验设计方法有诸多优点，包括减少患者接受相对无效治疗的时间，加快进度寻找有效的治疗手段，更加有效且符合伦理。

4.3.3 大数据分析拓展临床试验方向

在大数据背景下，借助回溯性分析和真实世界证据（real-world evidence，RWE）研究可以挖掘现有临床信息，增强对于疾病自然进程的认知，从而拓展临床研究方向。在疾病病因方面，美国帕金森病进展标志物倡议（Parkinson's Progression Markers Initiative，PPMI）利用大数据分析手段探究致病风险因素并尝试做出预测性诊断和分类。利用大数据分析方法可以挖掘已有数据库中的信息，获得新的认知[18]。例如，分析癌症基因组图谱（The Cancer Genome Atlas，TCGA）中高级别浆液性卵巢癌的数据，研究者发现遗传学改变多集中于抑癌基因失活，识别出包括 *RAS/PI3K*、*RB*、*FOXM1*、*NOTCH* 在内的数个潜在治疗靶点[19]。子宫内膜癌 TCGA 数据分析则进一步揭示疾病的分子生物学本质，可以根据预后将疾病重新分类为 *POLE* 超突变肿瘤、微卫星不稳定高突变负荷肿瘤、低拷贝数肿瘤和高拷贝数肿瘤[20]。

5 案例研究

5.1 人工智能在临床试验中的成功案例分析

近年来，AI 技术在临床试验中取得了显著的成功，尤其是在患者招募、数据管理和试验设计优化方面。DL、ML 和 NLP 等 AI 技术的应用，提升了临床试验的效率和成功率，帮助制药公司降低了成本，并缩短了药物开发的周期。

Trials.ai 是一家利用 AI 技术优化临床试验设计的公司。它通过分析大量的基因组数据、医学文献、既往临床研究等信息，使临床试验的设计更加精准。通过 AI 技术，该平台能够解锁隐藏在庞大的既往临床试验、医学期刊和真实世界来源的数十亿个数据点中的关键信息，为试验提供优化方案。例如，Trials.ai 在为客户优化试验设计时，成功将研究时间缩短了 33%，并减少了 20% 的数据错误，显著提高了试验的效率和成功率[21]。

Novartis 成功应用了 AI 技术优化其临床试验的设计和执行过程。该公司结合了来自多种内部来源的临床试验数据，通过 AI 模型预测和监控试验成本、患者招募进度及质量。将这些数据进行整合，Novartis 能够实时监控并调整试验进程，优化资源配置，避免了试验中的潜在浪费。结果显示，Novartis 在其试验的患者招募时间上减少了 10% ~ 15%[22]。

IBM Watson Health 的临床试验匹配（clinical trial matching,

CTM）系统是另一个成功的案例[23]。CTM 系统运用了 NLP 技术，可以从 EHRs、医学文献、试验信息和公开数据库（如 ClinicalTrials.gov）中收集并连接结构化和非结构化数据。通过对这些数据的深入分析，CTM 系统帮助提高了临床试验匹配的精度和效率。以妙佑医疗国际（Mayo clinic）为例，在引入 CTM 系统后，该院乳腺癌的系统疗法临床试验患者招募效率提高了 80%。CTM 系统不仅能够提高患者招募的速度，还能确保患者更精准地匹配到符合条件的临床试验[23]。

这些成功案例表明，AI 不仅能够提高临床试验的效率，还能够帮助制药公司通过数据的智能化分析，优化试验设计，降低开发成本，并加快药物上市的时间。

5.2 遇到的挑战与解决方案

尽管 AI 在加速临床试验方面展现了巨大潜力，但其推广和实施仍面临诸多挑战。

首先，AI 应用的核心挑战是数据的质量。临床试验数据有多种来源，并且在格式、质量和一致性上存在差异，数据的标准化和集成是解决这一问题的关键。此外，数据中的固有偏见限制了 AI 对不同人群的适用性。例如，现有医学研究和基因数据库中欧洲血统患者的占比过高[24]，而其他代表性不足的群体却被忽视，这导致 AI 算法在训练过程中可能产生偏见，尤其是在涉及种族、性别和其他人口变量时，这种偏见不仅会限制 AI 对不同人群的适用性，还可能导致对某些群体的错误预测或不公平的临床试验结果。为此，在 AI

模型开发过程中，确保数据多样性并减少偏见至关重要，可以通过在模型中引入多样性标准来处理这一问题。

其次，数据隐私问题始终是 AI 应用中的重大挑战。在涉及患者的敏感数据时，如何在保障隐私的前提下利用数据进行训练和建模，是 AI 在医疗领域面临的核心难题。尽管去标识化和加密技术已提供一定保障，但如何确保患者知情同意并清楚了解 AI 的应用仍需进一步改进[25]。此外，AI 在临床试验中的广泛应用还面临法规和监管的挑战。尽管 AI 技术迅速发展，但目前全球范围内关于 AI 医疗应用的监管框架仍存在较大差异。不同国家和地区的法律法规对 AI 医疗产品的审批标准、数据使用规则及产品监管等方面存在不同的要求，可能影响跨境数据流动和国际合作[26]。

再次，成本效益和便捷性也是 AI 在临床试验中应用的一大障碍。新技术的引入往往伴随着高昂的成本，特别是在早期阶段，由于供应量有限，采购或租赁价格可能会被推高，限制了医院的获取能力。此外，AI 系统的生产和分销往往掌握在少数企业手中，导致价格难以降低，进一步限制了该技术的普及。因此，降低 AI 技术的生产和应用成本，建立多方合作机制，以支持医疗机构获得和使用 AI 技术，是推进 AI 在临床试验中应用的关键。

最后，临床试验相关人员的接受度和培训也是 AI 应用的重要挑战。然而，许多医生和研究人员对 AI 技术不熟悉，甚至存在抵触情绪。因此，将 AI 技术融入现有的临床试验程序既困难又耗时，采用 AI 需要对现有系统、程序进行重大调整并开展相关教育，尤其是对于不具备 AI 相关技能的医疗从业者，他们可能难以适应 AI 辅助的工作流程，而且采用和维护AI系统通常需要很长的学习时间。因此，提供系统化的培训项目，帮助医疗人员了解AI的原理、优势和局限性，是推广AI在临床试验中应用的关键步骤。

综上所述，尽管AI在临床试验中展现了颠覆性的潜力，但其广泛应用仍然面临一系列挑战。数据标准化、偏见问题、非结构化数据处理、成本效益、数据隐私保护、监管框架，以及医疗人员的接受度和培训，都是需要克服的障碍[25]。

6 伦理与合规性考量

6.1 患者隐私保护

在临床试验中使用AI模型进行患者招募和数据管理，往往需要访问和处理大量的受保护健康信息（protected health information，PHI），如EHRs、基因组数据和医疗影像数据[27]。这些数据通常包含高度敏感的个人信息，涉及患者的身份、健康状况和治疗史[28]。由于数据使用的范围和目的广泛，患者隐私保护成为一项重要的伦理考量。

首先，为了保障患者隐私，通常采取数据匿名化和去标识化措施，即在数据处理过程中删除或掩盖患者的个人身份信息（如姓名、身份证号、地址等）[29, 30]。除此之外，研发隐私保护框架等先进的技术手段，可以有效保障数据隐私[31, 32]。例如，联邦学习是一种分布式ML方法，它允许各个数据持有者在不共享实际数据的前提下，通过局部训练来构建全局模型[33]。通过在数据所在地进行训练，联邦学习能够避免数据传输带来的隐私泄露风险，同时实现跨机构的数据共享与模型验证，在多中心共享数据的临床试验中具备重要潜力[34]。

其次，确保患者的知情权和选择权也是隐私保护的重要方面。Decker等人比较了基于LLM的聊天机器人与外科医生生成的常见手术程序的风险、收益和替代方案（risk, benefits and alternatives，RBAs）的文档质量。结果显示，

LLM 生成的 RBAs 在可读性、完整性和准确性方面均优于外科医生生成的内容，在描述手术收益和替代方案时表现更佳。这表明，LLM 聊天机器人未来可能可以作为一种有效工具，用于改进知情同意文档，帮助患者更好地理解，同时减轻医生的知情同意负担[35]。随着电子知情同意（electronic informed consent，eConsent）技术的逐步成熟，其直观、便捷的特性显著提升了患者对复杂医疗信息的理解能力。如果结合 LLM 的出色交互能力，未来或许可以通过智能化的方式实现患者的个性化知情同意过程。然而，这一领域也涉及一系列伦理问题，如数据隐私保护、算法透明性及潜在的误导风险。因此，推动 AI 技术进步的同时，必须在伦理规范、技术开发和监管框架中取得平衡，以确保其在实际应用中的安全性和公平性。

6.2 数据安全与合规性

目前全球范围内尚缺乏针对 AI 在临床试验中数据安全及监管的详细规范和政策[36-39]。近年来，AI 的系统监管政策的发展受到了各国政府的极大关注。AI 算法通常被归类为软件，作为Ⅲ类医疗器械，必须通过国家药品监督管理局药品审评中心（Center for Drug Evaluation，CDE）的严格评估才能应用于临床[38]。相关部门应规范 AI 相关医疗器械的审批制度和流程，并将 AI 系统的前瞻性真实世界验证试验作为监管审批的重要考核指标[37, 40]。同时，需要制定 AI 领域的规范和政策，确保有效的数据管理，并通过透明度和适当的安全标准使人们对 AI 产生信任，以确保 AI 在临床试验中安全、可靠地应用[41]在实践层面，现有研究已将区块链与人工智能结合的数据管理框架引入多中心随机对照试验，通过不可篡改的链式结构与AI算法的自动评估实现对数据完整、客观与高效管理[42]。

在数据保护方面，患者健康数据需要严格遵守相关法律。在欧洲，如《通用数据保护条例》(General Data Protection Regulation，GDPR)、《网络安全指令》和《医疗器械条例》等，都旨在加强患者数据的保护[41, 43, 44]。尽管GDPR的框架并非专为AI设计，但其许多组件已在实践中应用于AI领域[43, 44]。在美国，《健康保险流通与责任法案》(Health Insurance Portability and Accountability Act，HIPAA）为医疗数据的保密性提供了广泛的解决方案，与欧洲的立法相呼应[45]。然而，当前缺乏覆盖AI辅助临床试验全流程的系统性法律法规，AI在临床试验中的实际管理应用环节仍有待完善。因此，亟须制定全面的AI结合临床试验的规范和政策，以确保数据的有效管理。

6.3 人工智能模型的透明度与可解释性

在临床试验中应用LLM和图像模型，AI模型的透明度和可解释性是关键的伦理与合规性问题之一。临床试验的数据处理和分析结果直接关系到患者的健康决策，因此，确保AI模型的透明度和可解释性，不仅可以增加研究结果的可信度，还能让研究人员和监管机构更好地理解和审查模型的决策过程。

AI模型，尤其是DL图像模型，往往因其“黑箱”特性而使得预测过程变得晦涩难懂，这一现象在高维度特征和复杂算法的计算过程中尤为突出[46]。为提升 AI 图像模型的可解释性，一些可解释性技术手段和方法被引入应用。例如，热图能够高亮显示图像中的关键区域，这些区域可能是模型在进行诊断时主要关注的部分。然而，值得注意的是，虽然热图等解释方式确实能在一定程度上反映 AI 模型的病灶定位依据，在 AI 介入的临床试验中也固然能起到一定的辅助图像解释作用，但缺乏足够清晰的临床决策逻辑内涵，也因此导致模型的可解释性欠佳[47]。

而 LLM 能够对文本数据进行复杂的语义理解，生成文本用于描述其理解过程和分析思路，便于阐明模型的判断依据。例如，在 ChatCAD 系统的开发中，研究人员结合了 LLM 和计算机辅助诊断（computer aided diagnosis，CAD）网络。通过将医学图像转化为自然语言描述，ChatCAD 不仅能够生成影像分析报告，还支持多轮对话式问答，用于疾病的进一步分析。该系统模拟了医生诊断的过程，如结合患者影像、病史和其他多源信息，从而提供更全面的诊断证据[48]。与此同时，LLM 与基础模型［如多模态基础模型（multimodal foundation models）］结合，还能够处理图像、视频等多种数据格式，实现跨模态的医疗解释，为临床试验研究人员提供更全面的辅助决策支持[49, 50]。这些技术的结合为提升 AI 在临床试验中的可解释性和信任度提供了可能，未来有望在临床试验和医疗应用中得到更广泛的应用。

7 智能化临床试验的未来趋势

7.1 技术进步对临床试验的影响

随着技术的进步及其在医疗领域的应用不断深化，AI技术在加速临床试验的过程中展现了巨大的潜力。AI正在被应用于临床试验的多个环节，包括试验设计、患者招募、数据分析等，未来临床试验将发生深刻的变化。

临床试验过程的第一步是试验设计。传统的试验设计通常依赖专家的经验，难以捕捉到试验中可能影响结果的微小变化，导致试验设计不合理或失败。AI工具如HINT（hierarchical interaction network）算法和SPOT（sequential predictive modeling of clinical trial outcome）系统通过分析药物分子、疾病特点、患者资格标准等多维数据，提升试验设计的成功率和资源利用效率。SEETrials方法结合GPT-4，可快速提取出关键设计要素，提供有价值的参考，为研究者避免重复错误提供帮助[51]。CliniDigest工具则通过整合ClinicalTrials.gov等平台数据，生成统一参考的概要报告，进一步提升设计效率[52]。AutoTrial参考了大量来源于ClinicalTrials.gov的临床试验文件，利用LLM生成纳入和排除标准的文本，通过多步推理实现高质量设计，展现了AI在信息整合和创新应用中的潜力[53]。

在临床试验中，患者招募是关键环节。然而，86%的临床试验未能在预定时间内完成招募，主要原因是入组标准过于严格，限制了患者的参与[54]。AI 工具如 Trial Pathfinder 利用 EHRs 数据模拟试验，优化入组标准并预测试验结果，通过沙普利值（Shapley value）分析每个标准对招募和结果的贡献。例如，在非小细胞肺癌试验中，AI 优化标准后放宽入组标准，发现符合原本试验标准的患者只有 30%，但存活率却提高了。这表明，AI 优化的入组标准不仅未降低患者的生存率，反而让更多患者受益，为未来临床试验提供了新思路[55]。Criteria2Query 工具将复杂自然语言纳入排除标准转化为数据库查询语句，精准定位患者，提高了效率[56]。此外，TrialGPT 通过患者匹配功能显著缩短筛选时间，匹配准确率达到 87.3%[3]。

AI 技术还简化了患者参与试验的流程，提升了参与度和知情权。习惯上，人们依赖医生告诉他们适合自己参与的研究。ClinicalTrials.gov 网站列出 209 个国家开展的多达 30 万个研究项目供患者查找，但其强专业性让公众难以理解。DQueST 工具通过简洁界面，将复杂标准转化为通俗文字，让患者更容易筛选合适项目。一项初始评价显示，经过 50 个问题之后，这个工具能够过滤掉 60% ~ 80% 的不符合试验要求的使用者，精准率超过 60%[56]。另外，知情同意流程通常需要医生向患者解释试验细节，智能化问卷、自动化聊天机器人的发展，将有利于患者实时了解试验相关信息，并自主作出决定[57]。例如，ChatDoctor 不仅高效传递试验信息，还通过实时反馈保障患者的知情权[58]。

传统人工抄写的数据收集与人工终点判定方式存在效率低下和错误率高的问题。AI 通过 NLP 和图像识别技术从临床记录、实验室报告等多种来源处理数据，显著减少人工错误。在终点判定中，AI 能快速分析大量数据，辅助专家进行多维度评估，提升疗效、不良反应和安全性判断的精准度[59]。

尽管 AI 已在多个环节显现优势，仍面临无法整合知识源与适应动态环境的挑战。随着 LLM 和多智能体系统的突破，AI 可以将复杂问题分解为子问题，分配给特定领域的智能体，如规划、效力、安全、招募等，提高效率和预测准确性，为临床试验的智能化提供新方向[60]。

综上，AI 为临床试验设计、患者招募、数据分析等环节提供了强大支持，不仅推动了药物研发进程，还显著优化了试验流程，助力解决传统试验中的挑战。

7.2 智能化临床试验的新模式

临床试验的智能化是在信息化、数字化的基础上，利用 AI 等新技术实现临床研究的部分或全流程闭环管理、监督和合规性管控等各项工作。临床试验的智能化可以代替两类人，即受试者和临床研究者。在替代受试者上，如数字孪生虚拟试验通过模拟患者疾病进展，预测不同用药方案的疗效，优化药物研发等。临床试验智能化更大的应用场景在临床试验全流程，在试验设计、患者招募和试验依从性管理等环节替代相应的临床研究者的工作。

传统的临床试验往往受到地域、时间和资源的限制，随着数字化技术的迅速发展，去中心化和数字化临床试验（decentralized and digitalized clinical trials，DCT）通过远程技术和虚拟平台正逐步改变临床试验的实施方式，极大地提高了试验的灵活性和可及性，这些方案以患者为中心，应用 AI 优化设计，从而缩短试验时间、提高效率。2020 年，国家药品监督管理局、国家卫生健康委员会发布《药物临床试验质量管理规范》，进一步推动了 DCT 的发展。

对于患者而言，传统临床试验要求患者定期前往研究中心进行检查和随访，这不仅增加了患者的负担，还限制了参与者的范围，而 DCT 能够显著减轻试验负担，并有效解决患者招募难题。通过远程注册、在线知情同意和可穿戴设备，患者可在家完成数据采集和健康监测。此外，许多临床试验使用电子通知来提醒参与者完成电子临床结果评估（electronic clinical outcome assessment，eCOA）任务，但过多的任务和通知可能使参与者感到困扰，从而退出或提交不准确的数据。智能化通知系统利用强化学习技术个性化调整提醒频率，降低患者因任务过多而退出的风险，提高数据准确性[61]。另外，计算机视觉 AI 实现了图像和视频数据的自动化采集与评估，为患者提供即时反馈，避免不必要的负担，同时确保高质量数据[62]。

对于临床试验发起方而言，DCT 不仅能够加速产品上市，还能显著降低药物研发成本。实时数据上传和管理简化了操作流程，大数据分析助力精准患者招募，不仅能筛选符合条件的参与者，还能识别最有可能受益的患者群体，从而提升试验效率和个性化治疗潜力。此外，数字孪生技术为临床试验提供了全新解决方案。结合现实世界数据和模拟技术，数字孪生模型可以在实际试验开始前预测试验结果和疗效。例如，Unlearn.AI 的 TwinRCT 技术利用虚拟患者模型减少实际参与人数，同时实现与传统试验相当的疗效，显著缩短患者招募时间和试验周期。这种创新方式优化了试验设计，进一步降低了试验成本[63]。

7.3 人工智能与其他前沿技术的融合

临床试验的未来发展离不开与多种前沿技术的融合。除了 AI，云计算、边缘计算、大数据、IOT、可穿戴设备及区块链等技术也在推动临床试验向更高效、更精准的方向发展。各项技术的融合为临床试验提供了更强大的数据支持、决策能力和安全保障，有助于实现个性化、远程化和数字化的临床研究。

云计算为临床试验提供了灵活的计算资源和强大的数据处理能力，使得数据可以在全球范围内实时共享和分析。在多中心、大规模的临床试验中，云平台能够集中管理来自不同地区、不同患者的数据，并通过 AI 进行实时分析。这种集中的数据处理和实时分析能力大大缩短了试验的周期，提高了数据的处理速度和准确性。此外，AI 与云计算的结合还使得临床试验发起方能够更加智能化地管理资源，实时调整患者招募、样本分布和数据采集进度，提升试验效率[64]。

边缘计算将数据处理从远程数据中心转移到离数据源更近的设备端，优化了数据的实时性和处理速度。特别是在可穿戴设备和传感器的应用中，边缘计算能即时处理患者的生理数据，如心率、血糖和血压，并实时反馈患者的健康状态。这不仅确保了患者的安全，还提高了数据的准确性，使研究团队能够快速采取干预措施。

IOT 设备的应用进一步增强了临床试验的实时监控能力。智能手环、智能血糖仪、智能血压计等设备能够实时监测患者的生理数据，并将其传输到云平台进行存储和分析。AI 结合 IOT 可实时识别健康风险，帮助研究团队全面掌握患者状况。这种技术支持远程监测和虚拟试验，打破地理与时间限制，提升患者参与度和试验灵活性[65]。

区块链技术为智能化临床试验提供了数据安全保障。由于临床试验涉及大量敏感的患者数据，数据的隐私性、真实性和安全性至关重要。区块链通过去中心化的方式，确保数据不可篡改、透明和可追溯，为临床试验中的数据交换和共享提供了可靠的技术基础。与 AI 结合后，区块链能够为 AI 系统提供可信的数据来源，确保数据的完整性和准确性，进一步提升试验的透明度和合规性[66]。

综上所述，AI 与云计算、边缘计算、大数据、IOT、区块链等技术的深度融合，为智能化临床试验提供了全方位的支持。通过技术协同创新，试验的科学性、效率和可操作性将进一步提升，为患者和研究团队带来更多益处。

8 结论

AI 赋能下的智能化临床试验，已成为引领医学研究创新、提升医疗服务质量与效率的重要驱动力。本书全面梳理了眼科领域智能化临床试验的现状、挑战、关键技术、典型案例及未来趋势，阐明了 AI 技术如何贯通患者招募、数据管理、影像分析、生物标志物发掘等核心环节，彰显 AI 在推动眼科医学发展、优化临床资源配置中的巨大潜力。伴随技术和产业深度融合，智能化临床试验将不断突破传统障碍，助力实现更高水平的循证医学、精准医疗和成果转化，为患者和医疗行业带来实实在在的价值。

8.1 智能化临床试验的优势总结

智能化临床试验相较于传统模式，具备以下多重显著优势。

- **高效患者筛选与招募**: NLP 及 LLM 可快速解析病历和结构化数据，自动高效匹配入组条件，显著提升患者招募速度与准确率，缓解试验招募瓶颈。
- **数据管理与质量提升**: AI 与大数据平台可实时处理多模态、多源临床数据，实现数据自动清洗、异常预警，提高数据完整性和可信度，支持严格合规与质量控制。
- **专业影像识别与生物标志物发掘**: DL 在医学影像诊断中的应用，大幅提升疾病早筛、病理分型、疗效评估等环节的准确率和自动化水平，并发掘更多潜在生物特征。

- **动态试验设计与智能分析**：大数据与 AI 驱动下，临床试验方案可根据实时数据动态优化，减少试验周期和经济投入，显著提升试验效率和科学决策能力。
- **伦理与安全风险可控**：AI 辅助可追溯日志与可解释性机制，为隐私保护、合规审查及透明监管提供有力支撑。

8.2 对医疗行业的影响

智能化临床试验不仅推动了眼科研究模式的迭代升级，更为整个医疗行业注入了创新活力。

- **推动精准医疗发展**：多维大数据与 AI 辅助分析使得临床试验结果更加个性化，有助于疾病分型、疗效预测和风险预警，实现精准化干预。
- **提升行业标准与管理效率**：试验数据自动化处理和智能分析提高了研究全流程的规范化水平，有助于行业制定更高标准。
- **加速科研成果转化落地**：AI 成果与临床试验的深度融合加快了科技创新到业务实践的转化路径，推动新药、器械和智能产品更快进入临床应用。
- **优化医疗资源配置与服务模式**：AI 可将优质诊疗和研究资源下沉到基层，实现远程协作、分级诊疗、移动监测，为不同区域、不同人群带来均等化健康新体验。

8.3 对未来的展望

展望未来，AI 赋能的智能化临床试验将在数据整合、算法创新、产业协作与伦理治理等多方面持续突破。

- **更普及的智能化试验平台**：随着 AI 技术、云平台及移动互联的普及，智能化临床试验将延展至更多疾病领域和医疗场景，形成开放共赢的生态体系。
- **多模态融合与因果推断**：AI 将结合基因组学、代谢组学、影像组学等多维数据，推动更科学的疾病机制研究和疗效评价。
- **AI 与医生 / 研究者共融共进**：人机协作的新范式将被广泛接受，AI 助力临床决策、技能培训和知识创新将成为主流模式。
- **伦理与数据合规保障提升**：未来行业将更加重视 AI 透明度、数据隐私和合规安全建设，推动形成负责任、可信赖的智能医疗环境。
- **政策与产业协同创新**：随着政策趋于成熟和产业链完整，更多优质成果将在全球范围内共享与落地，提升人类健康福祉。

智能化临床试验以其创新性、科学性和前瞻性，正引领着精准医学发展的新航道。相信随着技术与制度的不断完善，AI 将在中国乃至全球眼科临床研究与医疗服务中形成更为深远的影响。

附录　相关术语解释

- 人工智能（artificial intelligence，AI）：使计算机系统模拟人类智能行为的技术集合，包括学习、推理、自我修正等能力。
- 自然语言处理（natural language processing，NLP）：AI 的一个分支，致力于使计算机理解、分析和生成人类语言。
- 机器学习（machine learning，ML）：AI 的子领域，通过算法使系统从数据中学习并做出预测或决策。
- 深度学习（deep learning，DL）：ML 的一个子领域，利用多层神经网络处理复杂数据模式。
- 大语言模型（large language model，LLM）：基于海量文本数据训练的 AI 模型，能够生成和理解自然语言。
- 电子健康档案（electronic health records，EHRs）：以数字形式存储的患者健康信息，供医疗机构共享和使用。
- 年龄相关性黄斑变性（age-related macular degeneration，AMD）：一种常见的眼科疾病，影响中心视力。
- FDA 不良事件报告系统（FDA adverse event reporting system，FAERS）：美国 FDA 用于收集和分析药品不良反应报告的数据库。
- 物联网（internet of things，IOT）：通过互联网连接的物理设备网络，实现数据交换和远程控制。
- 肺癌靶向治疗的生物标志物整合方法（biomarker-

integrated approaches of targeted therapy for lung cancer elimination，BATTLE）：一种基于生物标志物的肺癌个体化治疗策略。

- **真实世界证据**（real-world evidence，RWE）：基于实际医疗环境中收集的数据，用于评估医疗产品的效果和安全性。
- **帕金森病进展标志物倡议**（Parkinson's Progression Markers Initiative，PPMI）：旨在识别帕金森病生物标志物的国际研究项目。
- **癌症基因组图谱**（The Cancer Genome Atlas，TCGA）：一个旨在绘制人类癌症基因组图谱的研究项目。
- **临床试验匹配**（clinical trial matching，CTM）：指临床试验的组织、实施和监控过程。
- **受保护健康信息**（protected health information，PHI）：根据 HIPAA 规定，指可用于识别个人的健康信息。
- **风险、收益和替代方案**（risk, benefits and alternatives，RBAs）：在知情同意过程中，记录侵入性手术的风险、益处和替代方案的完整文档记录。
- **电子知情同意**（electronic informed consent，eConsent）：通过电子方式获取受试者知情同意的过程。
- **国家药品监督管理局药品审评中心**（Center for Drug Evaluation of NMPA，CDE）：国家药品监督管理局下属机构，负责药品审评工作。
- **计算机辅助诊断**（computer-aided diagnosis，CAD）：利用计算机软件进行疾病诊断的技术。
- **多模态基础模型**（multimodal foundation models）：能够

处理多种类型数据（如文本、图像、音频）的 AI 模型。

- **去中心化和数字化临床试验**（decentralized and digitalized clinical trials，DCT）：通过数字技术实现的非集中式临床试验模式。
- **电子临床结果评估**（electronic clinical outcome assessment，eCOA）：通过电子方式收集患者报告的临床结果数据。

参考文献

[1] KLEIN G L. The case for digital pill use in clinical trials [J]. Clin Trial Pract Open J, 2021, 1(1): 89-94.

[2] SHANNON B. Ashvattha therapeutics announces $50 million financing extension and interim phase 2 ophthalmology trial results [EB/OL]. (2025-03-13)[2025-04-15]. https://www.globenewswire.com/news-release/2025/01/13/3008491/0/en/Ashvattha-Therapeutics-Announces-50-Million-Financing-Extension-and-Interim-Phase-2-Ophthalmology-Trial-Results.html.

[3] JIN Q, WANG Z, FLOUDAS C S, et al. Matching patients to clinical trials with large language models [J]. Nature communications, 2024, 15(1): 9074.

[4] CHENG C Y, SOH Z D, MAJITHIA S, et al. Big data in ophthalmology [J]. Asia Pac J Ophthalmol (Phila), 2020, 9(4): 291-298.

[5] LEE C H, YOON H J. Medical big data: promise and challenges [J]. Kidney Res Clin Pract, 2017, 36(1): 3-11.

[6] LUO J, WU M, GOPUKUMAR D, et al. Big data application in biomedical research and health care: a literature review [J]. Biomed Inform Insights, 2016, 8: 1-10.

[7] RUMSFELD J S, JOYNT K E, MADDOX T M. Big data analytics to improve cardiovascular care: promise and challenges [J]. Nat Rev Cardiol, 2016, 13(6): 350-359.

[8] JIANG P, SINHA S, ALDAPE K, et al. Big data in basic and translational cancer research [J]. Nat Rev Cancer, 2022, 22(11): 625-639.

[9] ARMAIZ-PENA G N, ALLEN J K, CRUZ A, et al. Src activation by β-adrenoreceptors is a key switch for tumour metastasis [J]. Nat Commun, 2013, 4: 1403.

[10] HE Z, TANG X, YANG X, et al. Clinical trial generalizability assessment in the big data era: a review [J]. Clin Transl Sci, 2020, 13(4): 675-684.

[11] HABIBZADEH H, DINESH K, SHISHVAN O R, et al. A survey of healthcare internet-of-things (HIoT): a clinical perspective [J]. IEEE Internet Things J, 2020, 7(1): 53-71.

[12] JIM H S L, HOOGLAND A I, BROWNSTEIN N C, et al. Innovations in research and clinical care using patient-generated health data [J]. CA Cancer J Clin, 2020, 70(3): 182-199.

[13] VIRGINIA ANIKWE C, FRIDAY NWEKE H, CHUKWU IKEGWU A, et al. Mobile and wearable sensors for data-driven health monitoring system: state-of-the-art and future prospect [J]. Expert Systems with Applications, 2022, 202: 117362.

[14] RATH K C, KHANG A, RATH S K, et al. Computer vision and AI-integrated IoT technologies in the medical ecosystem [M]. Boca Raton: CRC Press, 2024: 87-108.

[15] OSAMA M, ATEYA A A, SAYED M S, et al. Internet of medical things and healthcare 4.0: trends, requirements, challenges, and research directions [J]. Sensors (Basel), 2023, 23(17): 7435.

[16] LIU S, LEE J J. An overview of the design and conduct of the

BATTLE trials [J]. Chin Clin Oncol, 2015, 4(3): 33.

[17] FISHER A, ANDREASSON A, CHRYSOS A, et al. An observational study of donor ex vivo lung perfusion in UK lung transplantation: DEVELOP-UK [J]. Health Technol Assess, 2016, 20(85): 1-276.

[18] DINOV I D, HEAVNER B, TANG M, et al. Predictive big data analytics: a study of Parkinson’s disease using large, complex, heterogeneous, incongruent, multi-source and incomplete observations [J]. PLoS One, 2016, 11(8): e0157077.

[19] The Cancer Genome Atlas Research Network. Integrated genomic analyses of ovarian carcinoma [J]. Nature, 2011, 474(7353): 609-615.

[20] KANDOTH C, SCHULTZ N, CHERNIACK A D, et al. Integrated genomic characterization of endometrial carcinoma [J]. Nature, 2013, 497(7447): 67-73.

[21] SENNAAR K. AI and machine learning for clinical trials-examining 3 current applications [EB/OL]. (2018-09-26)[2025-04-15]. https://emerj.com/ai-machine-learning-clinical-trials-examining-x-current-applications/.

[22] WEEKLY H. Novartis uses AI to get insights from clinical trial data [EB/OL]. (2019-12-18)[2025-04-15]. https://health careweekly.com/artificial-intelligence-in-pharmacology/.

[23] BECK J T, VINEGRA M, DANKWA-MULLAN I, et al. Cognitive technology addressing optimal cancer clinical trial matching and protocol feasibility in a community cancer practice [J]. Journal of Clinical Oncology, 2017, 35(15_suppl): 6501.

[24] ORTEGA V E, MEYERS D A. Pharmacogenetics: implications of race and ethnicity on defining genetic profiles for personalized

medicine [J]. The Journal of Allergy and Clinical Immunology, 2014, 133(1): 16-26.

[25] CHOPRA H, ANNU, SHIN D K, et al. Revolutionizing clinical trials: the role of AI in accelerating medical breakthroughs [J]. International Journal of Surgery, 2023, 109(12): 4211-4220.

[26] HARRER S, SHAH P, ANTONY B, et al. Artificial intelligence for clinical trial design [J]. Trends in Pharmacological Sciences, 2019, 40(8): 577-591.

[27] KASSAM I, ILKINA D, KEMP J, et al. Patient perspectives and preferences for consent in the digital health context: state-of-the-art literature review [J]. J Med Internet Res, 2023, 25: e42507.

[28] PRICE W N 2ND, COHEN I G. Privacy in the age of medical big data [J]. Nat Med, 2019, 25(1): 37-43.

[29] GKOULALAS-DIVANIS A, LOUKIDES G. Medical data privacy handbook [M]. Heidelberg: Springer, 2015: 697-716.

[30] NELSON G S. Practical implications of sharing data: a primer on data privacy, anonymization, and de-identification [C]. Dallas: SAS Global Users Group, 2015: 1884-2015.

[31] JAYARAMAN P P, YANG X, YAVARI A, et al. Privacy preserving internet of things: from privacy techniques to a blueprint architecture and efficient implementation [J]. Future Generation Computer Systems, 2017, 76: 540-549.

[32] PRAMANIK M I, LAU R Y, HOSSAIN M S, et al. Privacy preserving big data analytics: a critical analysis of state-of-the-art [J]. Wiley Interdisciplinary Reviews: Data Mining and Knowledge Discovery, 2021, 11(1): e1387.

[33] YANG Q, LIU Y, CHEN T, et al. Federated machine learning: concept and applications [J]. ACM Transactions on Intelligent Systems and Technology (TIST), 2019, 10(2): 1-19.

[34] SHELLER M J, EDWARDS B, REINA G A, et al. Federated learning in medicine: facilitating multi-institutional collaborations without sharing patient data [J]. Scientific Reports, 2020, 10(1): 12598.

[35] DECKER H, TRANG K, RAMIREZ J, et al. Large language model-based chatbot vs surgeon-generated informed consent documentation for common procedures [J]. JAMA Network Open, 2023, 6(10): e2336997.

[36] LEE C S, BRANDT J D, LEE A Y. Big data and artificial intelligence in ophthalmology: where are we now? [J]. Ophthalmol Sci, 2021, 1(2): 100036.

[37] RUMBOLD J M, PIERSCIONEK B. The effect of the general data protection regulation on medical research [J]. J Med Internet Res, 2017, 19(2): e47.

[38] ABDULLAH Y I, SCHUMAN J S, SHABSIGH R, et al. Ethics of artificial intelligence in medicine and ophthalmology [J]. Asia Pac J Ophthalmol (Phila), 2021, 10(3): 289-298.

[39] TARIBAGIL P, HOGG H J, BALASKAS K, et al. Integrating artificial intelligence into an ophthalmologist’s workflow: obstacles and opportunities [J]. Expert Review of Ophthalmology, 2023, 18(1): 45-56.

[40] LIU T Y A, WU J H. The ethical and societal considerations for the rise of artificial intelligence and big data in ophthalmology [J]. Front Med (Lausanne), 2022, 9: 845522.

[41] HE J, BAXTER S L, XU J, et al. The practical implementation of artificial intelligence technologies in medicine [J]. Nat Med, 2019, 25(1): 30-36.

[42] YUN D, WU X, CHEN X, et al. An artificial intelligence and blockchain technology-based management framework for multicenter randomized controlled trials [J]. Sci Bull (Beijing), 2025, 70(6): 856-860.

[43] TOPOL E J. High-performance medicine: the convergence of human and artificial intelligence [J]. Nat Med, 2019, 25(1): 44-56.

[44] PARK S H, HAN K. Methodologic guide for evaluating clinical performance and effect of artificial intelligence technology for medical diagnosis and prediction [J]. Radiology, 2018, 286(3): 800-809.

[45] KISH L J, TOPOL E J. Unpatients-why patients should own their medical data [J]. Nat Biotechnol, 2015, 33(9): 921-924.

[46] BUHRMESTER V, MÜNCH D, ARENS M. Analysis of explainers of black box deep neural networks for computer vision: a survey [J]. Machine Learning and Knowledge Extraction, 2021, 3(4): 966-989.

[47] ANTONIADI A M, DU Y, GUENDOUZ Y, et al. Current challenges and future opportunities for XAI in machine learning-based clinical decision support systems: a systematic review [J]. Applied Sciences, 2021, 11(11): 5088.

[48] OMIYE J A, GUI H, REZAEI S J, et al. Large language models in medicine: the potentials and pitfalls: a narrative review [J]. Ann Intern Med, 2024, 177(2): 210-220.

[49] ALSAAD R, ABD-ALRAZAQ A, BOUGHORBEL S, et al. Multimodal large language models in health care: applications, challenges, and future outlook [J]. Journal of Medical Internet

Research, 2024, 26: e59505.

[50] CHEN Z, XU L, ZHENG H, et al. Evolution and prospects of foundation models: from large language models to large multimodal models [J]. Computers, Materials and Continua, 2024, 80(2): 1753-1808.

[51] LEE K, PAEK H, HUANG L C, et al. SEETrials: leveraging large language models for safety and efficacy extraction in oncology clinical trials [J]. Informatics in Medicine Unlocked, 2024, 50: 101589.

[52] HUTSON M. How AI is being used to accelerate clinical trials [J]. Nature, 2024, 627(8003): S2-S5.

[53] WANG Z, XIAO C, SUN J. Proceedings of the 2023 Conference on Empirical Methods in Natural Language Processing [C/OL]. 2023[2025-04-15]. https://aclanthology.org/2023.emnlp-main.766.pdf.

[54] HUANG G D, BULL J, JOHNSTON MCKEE K, et al. Clinical trials recruitment planning: a proposed framework from the clinical trials transformation initiative [J]. Contemporary clinical trials, 2018, 66: 74-79.

[55] LIU R, RIZZO S, WHIPPLE S, et al. Evaluating eligibility criteria of oncology trials using real-world data and AI [J]. Nature, 2021, 592(7855): 629-633.

[56] WOO M. Trial by artificial intelligence [J]. Nature, 2019, 573(7775): S100-S102.

[57] AYERS J W, POLIAK A, DREDZE M, et al. Comparing physician and artificial intelligence chatbot responses to patient questions posted to a public social media forum [J]. JAMA Internal Medicine, 2023, 183(6): 589-596.

[58] LI Y, LI Z, ZHANG K, et al. ChatDoctor: a medical chat model fine-tuned on a large language model meta-AI (LLaMA) using medical

domain knowledge [J]. Cureus, 2023, 15(6): e40895.

[59] INAN O T, TENAERTS P, PRINDIVILLE S A, et al. Digitizing clinical trials [J]. NPJ Digital Medicine, 2020, 3: 101.

[60] YUE L, FU T. Proceedings of the 15th ACM International Conference on Bioinformatics, Computational Biology and Health Informatics (ACM-BCB'24) [C/OL]. 2024[2025-04-20]. https://arxiv.org/pdf/2404.14777.

[61] GOLDBERG J M, AMIN N P, ZACHARIAH K A, et al. The introduction of AI into decentralized clinical trials: preparing for a paradigm shift [J]. JACC Adv, 2024, 3(8): 101094.

[62] THOMAS K A, KIDZIńSKI Ł. Artificial intelligence can improve patients' experience in decentralized clinical trials [J]. Nature Medicine, 2022, 28(12): 2462-2463.

[63] MANN D L. The use of digital healthcare twins in early-phase clinical trials: opportunities, challenges, and applications [J]. JACC Basic to Translational Science, 2024, 9(9): 1159-1161.

[64] DANG L M, PIRAN M J, HAN D, et al. A survey on internet of things and cloud computing for healthcare [J]. Electronics, 2019, 8(7): 768.

[65] BEG S, HANDA M, SHUKLA R, et al. Wearable smart devices in cancer diagnosis and remote clinical trial monitoring: transforming the healthcare applications [J]. Drug Discovery Today, 2022, 27(10): 103314.

[66] HANG L, CHEN C, ZHANG L, et al. Blockchain for applications of clinical trials: taxonomy, challenges, and future directions [J]. IET Communications, 2022, 16(20): 2371-2393.